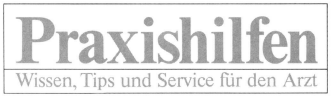
Wissen, Tips und Service für den Arzt

Herausgegeben von Frank H. Mader

Hermann-Josef Schmid

Verordnung von Krankengymnastik, Massagen und Anwendungen

Indikationen, Kosten und Richtlinien für Kassenärzte

4 Tabellen, 22 Abbildungen, 29 Rezeptmuster
mit einem Vorwort von
Prof. Dr. med. Karl-Friedrich Schlegel, Essen

Heft 4
Verlag Kirchheim + Co GmbH, Mainz

CIP-Kurztitelaufnahme der Deutschen Bibliothek

Schmid, Hermann-Josef:
Verordnung von Krankengymnastik, Massagen und Anwendungen : Indikationen, Kosten und Richtlinien für Kassenärzte/Hermann-Josef Schmid. Mit einem Vorwort von Karl-Friedrich Schlegel. − 3. Aufl. − Mainz:Kirchheim, 1990
   (Praxishilfen; H. 4)
   ISBN 3-87409-165-1
NE: GT

Autor:

Hermann-Josef SCHMID
Krankengymnast
D-8400 Regensburg

Herausgeber:

Dr. med. Frank H. MADER
Arzt für Allgemeinmedizin
D-8419 Nittendorf ü. Regensburg

Lektorat:
Dipl.-Päd. Herbert J. Mader

Umschlaggraphik:
Peter SCHIMMEL
D-8000 München

Alle Rechte vorbehalten
© 1983 by Verlag Kirchheim + Co GmbH
Postfach 25 24, 6500 Mainz
Telefon (0 61 31) 67 10 81
3. Auflage 1990
Printed in Germany/Imprimé en Allemagne
ISBN 3-87409-165-1
ISSN 0932-5980

Inhalt

Vorwort		4
Einleitung		5
Wer verordnet was?		6
Die richtige Verordnung		10
Die falsche Verordnung		11
1	Krankengymnastik	12
1.1	Krankengymnastische Behandlung einschl. der erforderl. Massage	12
1.2	Atemtherapie inkl. Massage	14
1.3	Krankengymnastik für Kinder auf neurophysiol. Basis	16
1.4	Krankengymnastik auf neurophysiol. Basis	17
1.5	Manuelle Therapie	20
1.6	KG-Behandlung im Bewegungsbad	22
1.7	KG-Behandlung im Schlingentisch	24
1.8	Prothesengebrauchsschulung	26
1.9	KG-Behandlung zur Geburtsvorbereitung	27
2	Massagen	28
2.1	Klassische Massage eines oder mehrerer Körperteile	28
2.2	Ganzmassage	30
2.3	Manuelle Lymphdrainage	31
2.4	Reflexzonenmassage (Bindegewebs- und Spezialmassage)	32
2.5	Unterwasserdruckstrahlmassage (UWDM)	34
3	Bewegungsübungen	35
4	Hausbesuch	36
5	Anwendungen	37
5.1	Wärmeanwendungen (trockene Wärme)	37
5.2	Wärmepackungen (feuchte Wärme)	38
5.3	Heiße Rolle	39
5.4	Eisbehandlung und Kältetherapie	40
5.5	Extensionen/Traktionen	42
5.6	Elektrotherapie (Reizstrom)	44
5.7	Iontophorese	46
5.8	Ultraschall	48
5.9	Hydroelektrische Bäder	50
5.10	Medizinische Bäder	51
5.11	Inhalationen	54
6	Kombinationen von Leistungen und Anwendungen	56
7	KV-Richtlinien über die Verordnung von Heil- und Hilfsmitteln	57
7.1	Ausschluß von der Verordnung	58
7.2	Rezeptgebühr – Anteilige Zuzahlungen	58
8	Behandlung durch den Arzt	61
9	Formblatt für Kommunikation zwischen Arzt und Therapeuten	62
Literatur		64
Sachregister		65

Vorwort

Physikalische Therapie und Physiotherapie haben sich zu derart speziellen und differenzierten Behandlungsmethoden entwickelt, was notwendig erscheinen läßt, daß der rezeptierende Arzt klare Anweisungen erteilt und damit den therapeutischen Spielraum des Krankengymnasten oder Masseurs begrenzt. Zusätzlich ist es unerläßlich, daß der Verordnende und der Ausführende in Zweifelsfällen persönlich Kontakt aufnehmen.

Eine Änderung der Behandlung erfordert die erneute rezepturmäßige Anweisung. Auch die Beendigung der Anwendung muß gekennzeichnet werden, damit der therapeutische Erfolg voll ausgenutzt und unnötige Weiterbehandlungen – zum Nutzen des Patienten und des Kostenträgers – vermieden werden.

Der Autor hat lediglich Grundsätzliches zu dieser Problematik sagen wollen und sich bemüht, mit Hilfe von Musterrezepten Indikation und Gegenindikation der einzelnen physikalischen und physiotherapeutischen Maßnahmen aufzuzeigen.

Dieser Leitfaden erspart keinesfalls die Beschäftigung mit der weitergehenden Literatur. Er ist nur dazu gedacht, Hinweise und Anregungen zu geben, damit eine bessere Verständigung zwischen Verordner und Behandler zum Nutzen des Patienten möglich wird.

Essen, Oktober 1982   Prof. Dr. med. Karl-Friedrich Schlegel
                             Direktor der Orthopädischen
                             Universitätsklinik und Poliklinik

Einleitung

Diese Broschüre versteht sich als ein erster Versuch einer Synopse von Wirkungsweise, Indikationen und Kontraindikationen verschiedener physikalischer Behandlungsmaßnahmen, aufgegliedert nach der jeweiligen Gruppe des Leistungserbringers (Krankengymnast, Masseur, Medizinischer Bademeister).

Einfache graphische Darstellungen sollen dem mit der einschlägigen Materie weniger vertrauten Arzt typische Behandlungsvorgänge und physiologische Mechanismen illustrieren.

Das besondere Anliegen des Autors ist eine übersichtliche und praxisnahe Darstellung verordnungs- und abrechnungstechnischer Gesichtspunkte im Kassenarztalltag. Diesem Ziel sollen die verschiedenartigen Rezeptmuster sowie Kostenübersichtstabellen dienen. Die Richtlinien über die Verordnung von Heil- und Hilfsmitteln wurden nach dem neuesten Stand vom 14. 7. 1982 ebenso berücksichtigt wie jene physikalische Leistungen, die der Arzt analog diesen Richtlinien selbst erbringen kann. Das Literaturverzeichnis ist bewußt auf die Angaben weniger weiterführender Stellen beschränkt.

Den Herren Dr. med. Ulrich Thomé und Prof. Dr. med. K. F. Schlegel, Direktor der Orthopädischen Universitätsklinik und Poliklinik, Essen, bin ich zu besonderem Dank für die kritische Durchsicht des Manuskripts verpflichtet, ebenso Herrn Dr. med. G. Weber, Gelnhausen, für manche Anregungen und Abrechnungstips.

Regensburg, April 1983   Hermann-Josef Schmid

Vorwort zur 3. Auflage

Die vorliegende 3. Auflage wurde völlig neu bearbeitet, aktualisiert sowie um eine Tabelle und drei Abbildungen erweitert. Die neuen, spezifischen und fortentwickelten Behandlungsmethoden, vor allem im Bereich der Krankengymnastik, fanden Eingang in die Gebührenlisten der Kostenträger, dies insbesondere unter dem Aspekt der Änderungen durch das Gesundheitsreformgesetz (GRG). Sämtliche Muster-Verordnungen wurden überarbeitet.

Regensburg, März 1990   Hermann-Josef Schmid

Wer verordnet was?

I. Wer verordnet?

Der Arzt delegiert die Ausführung der von ihm gewünschten Behandlung und Anwendung an entsprechend ausgebildetes Fachpersonal und kontrolliert ihren Erfolg.

Der Krankengymnast und der Masseur sind an die Weisungen des Rezeptes gebunden. Sie dürfen somit nicht eigenständig abändern oder ergänzen. Aus diesem Grund sind beide auf eine absolut exakte Heilmittelverordnung angewiesen.

Ist der Behandler der Meinung, daß die Verordnung geändert werden sollte, so muß er sich mit dem verordnenden Arzt in Verbindung setzen und diesem seinen Vorschlag plausibel erklären.

II. Welche Behandlung durch wen?

<u>Der Krankengymnast</u>

mit einer zweijährigen Ausbildung an einer Berufsfachschule und einem einjährigen klinischen Praktikum führt in erster Linie krankengymnastische Behandlungen durch.

<u>Der Masseur und medizinische Bademeister</u>

mit einer einjährigen Ausbildung an einer Berufsfachschule und einem eineinhalbjährigen Praktikum (davon ein halbes Jahr an einer Klinik) führt hauptsächlich Massagen und Bäder durch.

<u>Der Masseur</u>

mit einer einjährigen Ausbildung an einer Berufsfachschule und einem einjährigen Praktikum in der Praxis führt Massagen durch.

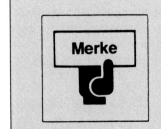

**Nur
die korrekte Verordnung
ermöglicht
die optimale Behandlung
und erspart unnötige Rückfragen.**

Wer verordnet was?

III. Was beinhaltet die richtige Verordnung?

1. Die Art der Behandlung oder Anwendung
2. Die zu behandelnde Region, wenn dies aus der Diagnose nicht eindeutig hervorgeht
3. Die Dosierungsparameter (Anzahl und Frequenz)
4. Die genaue Diagnose
5. Erläuterungen zur Diagnose (gegebenenfalls auf einem Beizettel oder der Vermerk (R) = Rückruf erbeten!)
6. Ferner ist aus versicherungsrechtlichen Gründen der Hinweis wichtig auf:
   - Arbeitsunfall, -folgen, Berufskrankheit
   - Sonst. Unfall, -folgen
   - Versorgungsleiden

IV. Welche Behandlungen können verordnet werden?

Entsprechend dem Leistungskatalog können die in Tab. 1 mit (KG) bezeichneten Leistungen in der Regel nur vom Krankengymnasten erbracht werden, die mit (M) bezeichneten nur vom Masseur. Besonders bei den Positionen *Krankengymnastische Behandlung* einerseits und *Bewegungsübungen* andererseits ist daher auf eine genaue Differenzierung zu achten.

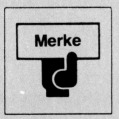

Die Anzahl der Behandlungen soll sich am Beratungsergebnis orientieren. Die Behandlungsfrequenz muß mindestens 2–3mal pro Woche sein, um eine sinnvolle Reizsetzung und Reizbeantwortung zu gewährleisten.

PRAXISHILFEN

Wer verordnet was?

Tab. 1: Übersicht über die Verordnungen von Krankengymnastik und Anwendungen in Abhängigkeit vom Leistungserbringer Krankengymnast (KG) oder Masseur und medizinischer Bademeister (M).

	KG	M	DM-Leistung je Anwendung
Krankengymnastische Behandlung einschl. der erforderlichen Massage als Einzelbeh./Gruppe 2−5 Pers.	●		18,90/6,95
Krankengymnastische Behandlung auf neurophysiologischer Grundlage	●		23,70
Krankengymnastische Behandlung für Kinder auf neurophysiologischer Grundlage	●		31,85
Manuelle Therapie			18,90
Krankengymnastische Behandlung im Bewegungsbad Einzelbeh./Gruppe 3 Pers.	●		14,70/9,90
Krankengymnastische Behandlung zur Geburtsvorbereitung	●		7,20
Teil- oder Großmassage KG/Mass	●	●	8,75/12,55
Manuelle Lymphdrainage (groß/ganz)		●	18,85/28,40
Reflexzonenmassage (Bindegewebsmassage) KG/Mass	●	●	9,00/12,00
Unterwasserdruckstrahlmassage KG/Mass	●	●	16,75/23,00
Bewegungsübungen		●	7,50
Hausbesuch (ärztlich verordnet) KG/Mass	●	●	9,50/8,85
Eisbehandlung KG/Mass	●	●	7,00/10,80
Wärmeanwendung KG/Mass	●	●	5,70/6,35

Wer verordnet was?

Honorierung gemäß den Gebührensätzen des VdAK, Stand 1. 1. 1988

	KG	M	DM-Leistung je Anwendung
Wärmepackung	●	●	12,60
Heiße Rolle	●	●	6,85/10,45
Extension/Traktion KG/Mass	●	●	5,80/7,20
Elektrotherapie (niederfrequente Ströme, Iontophorese, Interferenzstrom) KG/Mass	●	●	6,10/6,80
Hydroelektrische Bäder (Stangerbad) mit Ruhe		●	20,20
Medizinisches Bad mit Ruhe* Teil-Halb-Vollbad		●	7,05–43,35
Gashaltiges Bad mit Ruhe*		●	19,45–23,20
Inhalationen* Einzelinhal./Rauminhal.		●	7,10/3,35

* Vereinbarung VdAK – Verband Deutscher Badebetriebe 1. 1. 1988

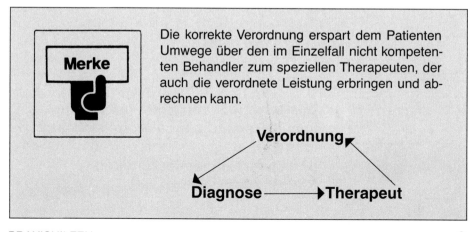

Merke

Die korrekte Verordnung erspart dem Patienten Umwege über den im Einzelfall nicht kompetenten Behandler zum speziellen Therapeuten, der auch die verordnete Leistung erbringen und abrechnen kann.

Verordnung
Diagnose ⟶ Therapeut

PRAXISHILFEN

Die richtige Verordnung

*Dieses Rezept
ist korrekt ausgefüllt:*

- Exakte Formulierung des Beratungsergebnisses
- Angabe der Dosierungsparameter
- Verordnung gezielter und richtiger Therapie

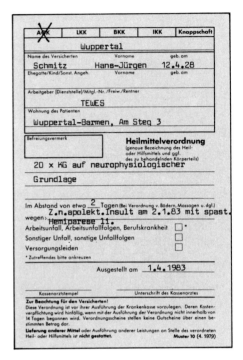

Wer? Krankengymnast!
Was? Krankengymnastik!
Wie? Neurophysiologische Behandlungstechnik!

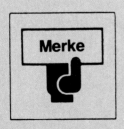

Die Notwendigkeit einer Verordnung von 20 Behandlungen ergibt sich aus dem Beratungsergebnis selbst und bedarf keiner besonderen Begründung.

Die falsche Verordnung

Dieses Rezept
ist unkorrekt ausgefüllt:

- Unvollständige Formulierung des Beratungsergebnisses (Wo wurde wann, was, wie operiert?)
- Keine Dosierungsparameter
- Verordnung einer falschen Therapie
- Kein Hinweis auf Operationsindikation und postoperativen Verlauf

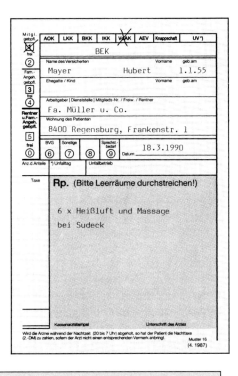

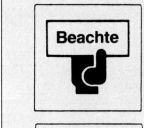

Die falsche Verordnung verunsichert den Patienten und verwirrt den Leistungserbringer.

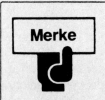

Bei Heilmittelverordnung zu Lasten einer Ersatzkrankenkasse Verwendung von Rezeptmuster 16 (7. 1982).

PRAXISHILFEN

Krankengymnastik

1.1 Krankengymnastische Behandlung einschließlich der erforderlichen Massage als Einzel- oder Gruppenbehandlung (2—5 Personen)

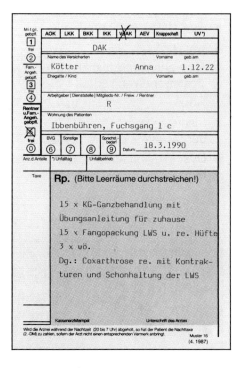

Krankengymnastik ist eine von speziell dazu ausgebildeten Personen durchzuführende Behandlung zur Beeinflussung körperlicher Dysfunktionen bei Erkrankungen, die verschiedenen Fachbereichen zuzuordnen sind. Durch systematisch aufgebaute aktive Bewegungsfolgen, stabilisierende Muskelkräftigung, gezielte Gelenkmobilisation und Unterweisung der Patienten in physiologischer Körperhaltung und Handlungsabläufen des täglichen Lebens stellt die Krankengymnastik die wichtigste kausale Behandlungsmethode bei bewegungs- und haltungsabhängigen Dysfunktionen dar.

Massage neben Krankengymnastik

Den Umfang der erforderlichen Massage legt der Therapeut im Rahmen der KG-Behandlung fest.

Der zeitliche Aufwand dafür kann nicht dem einer vollwertigen Massagebehandlung entsprechen. Ist die Massage als eigenständige Behandlung neben der KG-Behandlung als zusätzliche Maßnahme erforderlich, wird eine separate Verordnung (eigenes Verordnungsblatt!) mit einem eigenen Beratungsergebnis erforderlich. Massagen sind ohne eigene Diagnose neben Krankengymnastik nicht abrechenbar!

Krankengymnastik

Indikationen

- Haltungs- und Bewegungsinsuffizienz
- Krankheiten des rheumatischen Formenkreises, Kontrakturen
- Degenerative Erkrankungen des Bewegungsapparates
- Postoperative Rehabilitation
- Endoprothesen
- Konservative Behandlung nach Traumen
- Herzkreislaufinsuffizienz
- Insuffizienz der Hämo- und Lymphdynamik
- Dystonie und Atrophie der Muskulatur

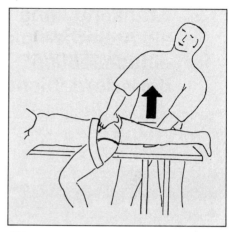

Abb. 1: Aktive Entspannung und Dehnung der Hüftbeuger zur Verbesserung der Hüftstreckung und der Beckenstatik

Kontraindikationen

- Akut entzündliche Prozesse
- Übungsstabilität (z. B. Frakturen)
- Tumoren
- Herzkreislaufdekompensation

Krankengymnastik

1.2 Krankengymnastische Behandlung als Atemtherapie einschließlich der erforderlichen Massage

Der Krankengymnast weist den Patienten in die Techniken der kontrollierten Atmung ein:

- Lippenbremse
- Gähnende Einatmung
- Anhusten
- Packegriffe
- Entlastende Ausgangsstellungen
- Totraumenvergrößerung

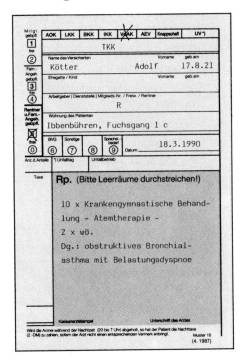

Indikationen

- Chronische Bronchialerkrankungen (Asthma bronchiale)
- Obstruktive Atemwegserkrankungen
- Postthrombotisches Syndrom
- Prä- und postoperativ
- Morbus BECHTEREW

Kontraindikationen

- keine bekannt

Krankengymnastik

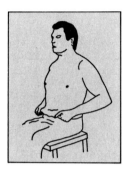

Packegriff

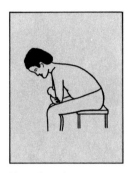

Kutschersitz

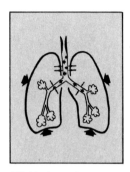

Weithalten der
großen Atemwege,
Lunge entbläht

Abb. 2: Typische entlastende Ausgangsstellungen bei krankengymnastischer Atemtherapie. Druckverhältnisse in Lunge und Bronchien bei Ausatmung mit dosierter Lippenbremse

Krankengymnastik

1.3 Krankengymnastische Behandlung für Kinder auf neurophysiologischer Grundlage bei zentralen Bewegungsstörungen*

Unter den Störungen des zentralen Nervensystems nehmen die zentral bedingten Bewegungsstörungen des frühen Kindesalters eine besondere Stellung ein. Durch die während der Reifeentwicklung des frühkindlichen Gehirns noch therapeutisch nutzbare Plastizität kann eine früh einsetzende, systematisch und konsequent durchgeführte krankengymnastische Behandlung eine funktionelle Verbesserung der motorischen, sensorischen und psychischen Behinderungen sowie eine Vermeidung sekundärer Schäden erreichen.

Diese spezielle Behandlung nach den Methoden BOBATH und VOJTA ist bis zum 14. Lebensjahr verordenbar.

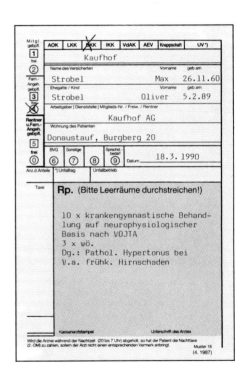

---

* Nachweis einer besonderen Weiterbildung

Krankengymnastik

Indikationen

- Zentrale Paresen, z. B. jede Form der Spastik, Athetosen, Ataxien, Z. n. Meningismus
- Mißbildungen, z. B. Spina bifida, Dysmelie, Mißbildungen der Wirbelsäule.
- Muskeldystrophien, spinale Muskelatrophien.
- Schiefhals, Sichel- und Klumpfüße.

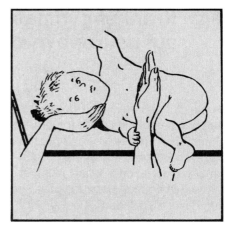

Abb. 3: Reflexogen gebahnte Kopfdrehung mit Blickwendung nach rechts

Krankengymnastik

1.4 Krankengymnastische Behandlung auf neurophysiologischer Grundlage

Behandlungsmöglichkeit unter Ausnutzung der lokalen und temporären Summation von extero- und propriozeptiven Reizen zum Zwecke, verlorengegangene oder noch nicht erlernte Bewegungen anzubahnen, zu koordinieren mit dem Ziel der Normotonisierung (Gleichgewichtsschulung).

*Anerkannte
Behandlungstechniken*

- PNF
  (Propriozeptive Neuromuskuläre Fazilitation)
- BOBATH
- VOJTA
- BRUNKOW
- ROOD
- BRUNNSTROEM
- PETO

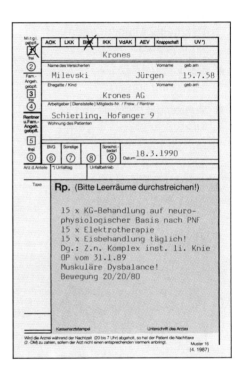

Krankengymnastik

Indikationen

- Erkrankungen des ZNS (frühkindliche und traumatische Hirnschäden)
- Apoplexie
- Multiple Sklerose
- Athetosen, Ataxien
- Paresen
- Erkrankungen des peripheren NS
- Postoperativ nach neurochirurgischen Eingriffen
- Motorische Fehlstereotypien
- Statische Retardierung
- Atrophische, dystrophische Muskelveränderungen

Kontraindikationen

- keine bekannt

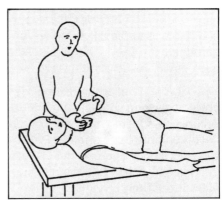

Abb. 4: Ausgangsstellung, um z. B. bei einem Hemiplegie-Patienten eine Bewegung aus dem spastischen „Armmuster" heraus anzubahnen und zu koordinieren

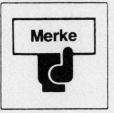

Bei Erkrankungen zentraler Nervenareale mit Spastizität ist eine Kombination mit muskelstimulierender Reizstrombehandlung häufig kontraindiziert.

Bei peripheren Nervenläsionen ist eine Reizstrombehandlung zur Vermeidung einer Inaktivitätsathrophie indiziert.

Krankengymnastik

1.5 Manuelle Therapie*

Eine der Chirotherapie sehr verwandte spezielle Therapieform, zur Behandlung von *artikulären* Bewegungsstörungen und den damit verbundenen neuromuskulären Veränderungen an Extremitätengelenken und der Wirbelsäule.

Ziel ist die Wiederherstellung der physiologischen Gelenk- und Muskelfunktion, Optimierung der Koordination und die Schulung der Patienten zur Ökonomisierung der „Aktivitäten des täglichen Lebens" (ADL − Aktivities of Daily Living)

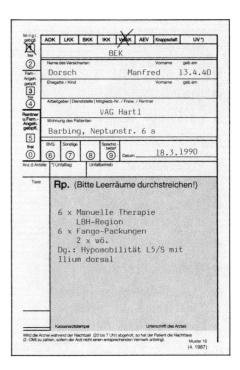

Behandlungstechniken

- Gelenktraktion (zur Schmerzlinderung, Gelenkentlastung, Mobilisation und Kapseldehnung)
- Dreidimensionale translatorische Gleitmobilisation (weiche, langsame Mobilisation − keine Manipulation)
- Muskeldehnung bei verkürzten Strukturen
- Muskelstimulation und -kräftigung
- Koordinationsschulung
- „Heimprogramm" für Automobilisation und Stabilisation

* Nachweis einer besonderen Weiterbildung

Krankengymnastik

Indikationen

- Primär artikuläre und periartikuläre Bewegungseinschränkungen peripherer Gelenke und der Wirbelsäule
- Sekundäre und reaktive artikuläre und periartikuläre Kontrakturen (Kapselschrumpfung)
- Posttraumatische und postoperative Rehabilitation
- Haltungsinsuffizienz und Bewegungsmangel mit Koordinationsstörungen
- Störungen des arthromuskulären Gleichgewichtes
- Erkrankungen des rheumatischen Formenkreises (entzündlich und degenerativ)
- Blockierungen und Hypomobilitäten des Bewegungsapparates
- Lokale und segmentale Hypermobilität
- Sport- und Unfallverletzungen im Rahmen der konservativen Rehabilitation
- Vertebragener Schwindel
- Pseudoradikuläre Symptomatik

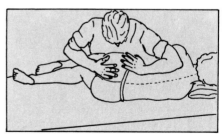

Abb. 5: Gezielte Mobilisation des Os ilium im linken Sacroiliacalgelenk

Krankengymnastik

1.6 Krankengymnastische Behandlung im Bewegungsbad als Einzelbehandlung oder in der Gruppe bis zu 3 Personen (einschließlich der erforderlichen Nachruhe)

Verbindung physikalischer Wirkung des Wassers auf den Körper mit bewegungstherapeutischen Elementen zur sinnvollen Behandlung durch:

- Auftriebskraft
  (dadurch partielle Abnahme des Körpergewichts)
- Erhöhten Reibungswiderstand des Mediums „Wasser"
- Temperatur
  (z. B. Thermalbad –
  erhöhte Vorsicht
  bei Herzkreislaufinsuffizienz)

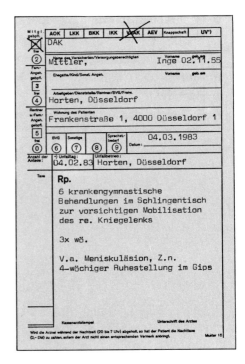

Krankengymnastik

Indikationen

- Posttraumatische Zustände des Bewegungsapparates (Belastungsdosierung)
- Postoperative Zustände, Endoprothesen
- Degenerative Gelenkerkrankungen (gelenkentlastend)

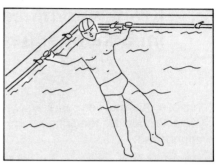

Abb. 6: Patient hält sich am Beckenrand fest und führt unter Anleitung des Therapeuten Übungen mit den Beinen aus

Kontraindikationen

- Herzkreislaufdekompensation
- Harnwegsinfekte, Inkontinenz
- Hauterkrankungen

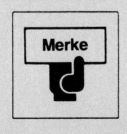

Merke

Unphysiologische Kompensationsbewegungen, z. B. bei Kontrakturen, können bei der Behandlung im Bewegungsbad nicht exakt genug ausgeschlossen werden.

Krankengymnastik

1.7 Krankengymnastische Behandlung im Schlingentisch

Sinnvolle Alternative zur krankengymnastischen Behandlung im Bewegungsbad.

Zusätzliche Vorteile durch:

- Wegfall des thermischen Reizes und hydrostatischen Drucks bei Herzkreislaufinsuffizienz
- Bessere Fixationsmöglichkeiten (Ausweichbewegungen werden vermieden)
- Traktions- bzw. Extensionswirkung
- Gelenkentlastung

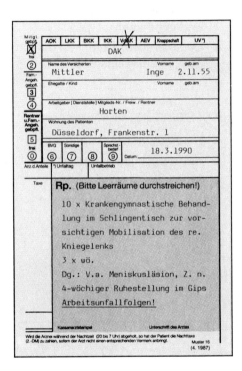

Krankengymnastik

Indikationen

- Posttraumatische Zustände
- Postoperative Zustände, Endoprothesen
- Degenerative Erkankungen des Bewegungsapparates
- Schlaffe Paresen
- Muskelathrophie

Kontraindikationen

- Keine bekannt

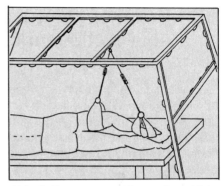

Abb. 7: Bewegungen des rechten Kniegelenks unter Abnahme der Schwerkraft des Unterschenkels

Krankengymnastik

1.8 Krankengymnastische Behandlung als Prothesengebrauchsschulung

Eine wichtige Aufgabe im Rahmen der medizinischen Rehabilitation fällt dem Krankengymnasten in der Anleitung der Patienten zu, die mit funktionellen Hilfsmitteln versorgt wurden.

Indikationen

- Entscheidung über die Länge von Gehstützen und die Einweisung in deren richtigen Gebrauch
- Gangschulung bei Beinprothesenträgern
- Kräftigung des Oberkörpers und Trainieren funktionellen Verhaltens im und „um den Rollstuhl herum" bei Paraplegie-Patienten

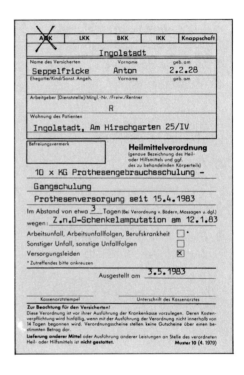

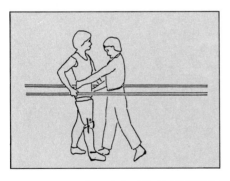

Abb. 8: Krankengymnast und Patient im Gehbarren bei einer Übung zum Halten des Gleichgewichts und zur Stabilisation des Rumpfes

Krankengymnastik

1.9 Krankengymnastische Behandlung als Unterweisung zur Geburtsvorbereitung in der Gruppe (bis zu 10 Frauen)

Behandlung von Schwangeren unter Einbeziehung aller prä-, peri- und postnatal auftretenden Probleme von seiten der Muskulatur und das Bewegungsapparates durch:

- Kräftigung der Bauch- und Beckenbodenmuskulatur sowie deren aktive Entspannung
- Dehnung der Adduktorenmuskulatur
- Erüben der Atemtechniken, die während der Entbindung angewendet werden

Indikation

- Schwangerschaft

Kontraindikation

- Komplikationen während der Schwangerschaft

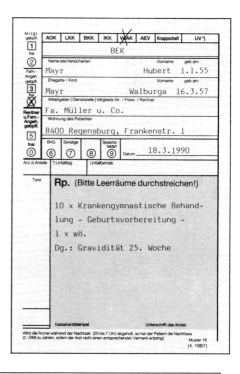

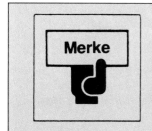

Die Vergütung dieser Leistung ist auf maximal 12 Stunden beschränkt.

Massagen

2.1 Klassische Teil- oder Großmassage

Teilmassage
- z. B. eine Schulter oder ein Fuß wird massiert

Großmassage
- z. B. Schulter und Nacken werden massiert

Massage ist eine der ältesten manuellen Behandlungsmöglichkeiten mit vielseitger Wirkungsweise. Beeinflussung von:

- Muskeltonus
- Stoffwechsel (Hämodynamik)
- Lymphstrom (Lymphdynamik)
- Allgemeinzustand

Die gebräuchlichsten Techniken sind:

Streichungen, Knetungen, Reibungen, Vibrationen und Unterhautfaszienstriche.

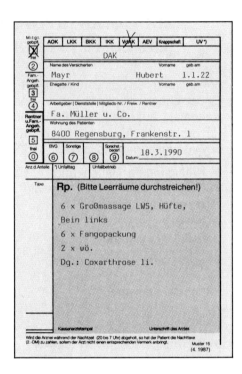

Massagen

Indikationen

- Dystonie der Muskulatur
- Myogelosen
- Reduzierte Stoffwechsellage der Muskulatur
- Erkrankungen des rheumatischen Formenkreises

Kontraindikationen

- absolut

  Thrombophlebitis, Embolie, akute neurologische Ausfälle und Verletzungen, Entzündungen nach operativen Eingriffen an der WS und Gelenken, Tumoren und Infektionen, arterielle Verschlußkrankheit

- temporär begrenzt

  Gelenkoperationen, Endoprothesen, Frakturen und Operationen an der WS, Schleudertrauma

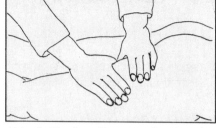

Abb. 9: Zweihandknetung der dorsalen Oberschenkelmuskulatur

- relativ

  Varikosis und Spastizität

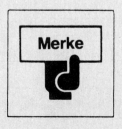

Merke

Zur Muskelkräftigung ist Massage sinnlos, die Regenerationsvorgänge bei muskulärer Überlastung (akut und chronisch) werden durch die Massage deutlich gesteigert.

Massagen

2.2 Ganzmassage

Massagebehandlung von Rumpf und mindestens zwei Extremitäten

Indikationen

- Stark reduzierter Allgemeinzustand
- Übungsinstabilität
- Herzkreislaufdekompensation bei längerer Globalmobilisation
- Vegetative Labilität

Kontraindikationen

- Vergleiche Großmassagen

```
Dr. med. Erich Schmidt
Arzt für Allgemeinmedizin
Telefon 127 · Bergstraße 12
9897 Oberstadt
Sprechstunden: Mo. bis Fr. 9-11.30, Di. u. Do. 14.30-16.30 Uhr

                                    Oberstadt, den 16.5.1983
Rp.

    6 x Ganzmassage (Rumpf und
        beide Beine)
    2 x wö.
    Dg.: Vegetative Dystonie

    Für Frau Helena Rubin
    geb. 22.12.46
    Unterstadt
```

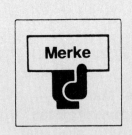

Merke

Massage des ganzen Körpers (Ganz- bzw. Vollmassagen dürfen nicht zu Lasten der Gesetzlichen Krankenkassen verordnet werden*).

*) Lt. Richtlinien des Bundesausschusses der Ärzte und Krankenkassen über die Verordnung von Heilmitteln und Hilfsmitteln (vgl. S. 57 u. 58)

Massagen

2.3 Manuelle Lymphdrainage als Groß- oder Ganzbehandlung

Spezielle Form und Technik der Massage durch Zusatzausbildung erlernbar. Spezifische Möglichkeit zur Verbesserung der Lymphdynamik, Abbau von Stauungsödemen und Anregung der Lymphmotorik.

Indikationen

Insuffizienz
der Lymphströmung bei:

- Primärem Lymphödem
- Sekundärem Lymphödem infolge von:
  Operationen, stumpfen Traumen
  Schleudertrauma,
  Lymphknotenresektion,
  Narbenzug,
  Postthrombotischem Syndrom
  nach schweren peripheren
  Infektionen (Erysipel)

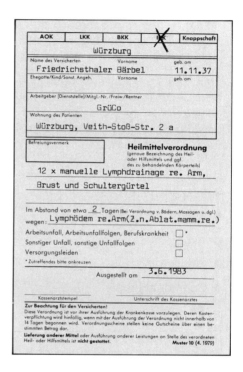

Kontraindikationen

- Verdacht auf lymphogene Streuung maligner Tumoren
- Entzündungen
- Weichteilverletzungen
- Gefäßerkrankungen

Relative Kontraindikationen

- Arterielle Verschlußkrankheit

PRAXISHILFEN

Massagen

2.4 Reflexzonenmassage/Spezialmassage*

Bekannt durch die gebräuchlichste Technik — die Bindegewebsmassage (BGM).

Einfluß auf Funktionsstörungen innerer Organe durch Wirkung über den kutiviszeralen Reflexbogen. Beeinflussung des Bewegungsapparates durch die flächige BGM.

Andere Reflexzonenmassagetechniken

- Fußreflexzonenmassage
- Akupressur
- Meridiantherapie
- Segmenttherapie

---

* Quermassage/deep friction nach CYRIAX. Eine nach exakter Funktions- und Strukturanalyse quer zur lädierten Struktur (Ligament, Gelenkkapsel, Sehnengewebe, Muskulatur) durchgeführte Massage.

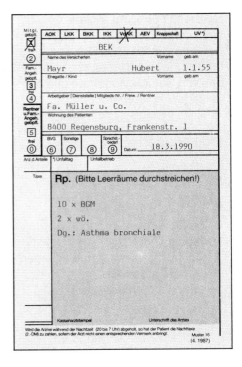

Massagen

Indikationen

- Funktionelle Störungen mit/ohne lokalisierbare organmanifeste Veränderungen, z. B.
  - Asthma bronchiale
  - Funktionelle Störungen des Magen-Darm-Traktes
  - Durchblutungsstörungen
- Erkrankungen und Funktionsstörungen der Wirbelsäule und der Extremitätengelenke

Kontraindikationen

- Hauterkrankungen im Massagegebiet
- Infektionen (bakteriell und viral)
- Organische Herzkreislauferkrankungen
- Tumoren

Relative Kontraindikationen

- Hypotonie
- Hyperkinetisches Herzsyndrom
- Herzinsuffizienz
- Herzrhythmusstörungen

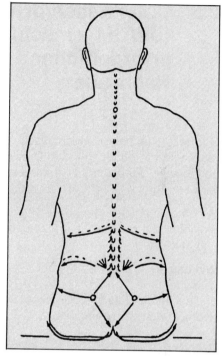

Abb. 10: Behandlungsaufbau (Grundaufbau) bei der BGM am Rücken und der Methode von E. DICKE (aus Bindegewebsmassage, Hippokrates-Verlag, Stuttgart)

Massagen

2.5 Unterwasserdruckstrahlmassage (UWDM) einschließlich der erforderlichen Nachruhe

Spezielle (technisch-mechanische) Massage, die durch einen im Druck variablen Wasserstrahl appliziert wird

Wirkung auf die Muskulatur vergleichbar mit manuellen Knetungen und Friktionen

Wirkung der Wassertemperatur (Kreislauf!) und des hydrostatischen Druckes (Hämo- und Lymphdynamik)

Indikationen

- Degenerative Gelenkerkrankungen
- Erkrankungen der Muskulatur (Myalgien, Myogelosen, pathologische Tonusvarianten)

Kontraindikationen

- Herzkreislaufdekompensation
- Lokale arteriosklerotische Veränderungen
- Akute Neuralgien
- Hauterkrankungen

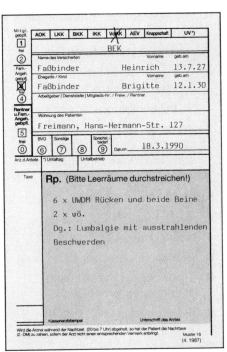

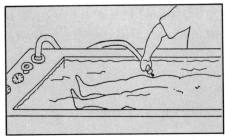

Abb. 11: Therapeut führt in entsprechendem Abstand den Wasserdruckstrahl über den Oberschenkel

3 Bewegungsübungen

Auf allgemeinen Bewegungsmangel gerichtete und kontrollierte Übungen zur Lockerung sowie zur Kräftigung der Muskulatur ohne spezifische krankheitsbezogene Techniken (kann in Einzelfällen Krankengymnastik teilweise ersetzen)

Indikationen

- Bewegungsmangel
- Kreislauflabilität
- Allgemeine Muskelschwäche

Kontraindikationen

- Akute entzündliche Prozesse
- Übungsinstabilität
- Herzkreislaufdekompensation
- Spezifische Krankheitsbilder

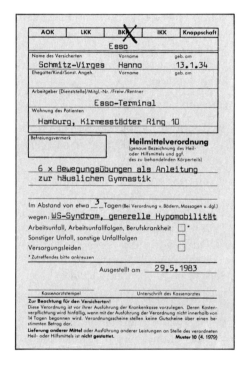

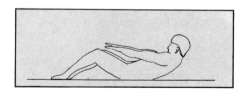

Abb. 12: Patient übt unter Anleitung eines Masseurs seine Bauchmuskulatur, indem er versucht, mit angestellten Beinen aus der Rückenlage zum Sitzen hochzukommen

Hausbesuch

4 Ärztlich verordneter Hausbesuch

Leistungserbringer der physikalischen Therapie (Krankengymnasten und Masseure) führen Behandlungen in der Wohnung der Patienten durch, wenn eine medizinische Indikation vorliegt.

Betroffen sind Patienten

- denen es aufgrund ihrer Erkrankung nicht möglich ist, in eine Praxis zu kommen
- bei denen durch aktive Maßnahmen unter therapeutischer Anleitung und Aufsicht eine schnellere medizinische Rehabilitation im Rahmen des entsprechenden Krankheitsbildes zu erwarten ist

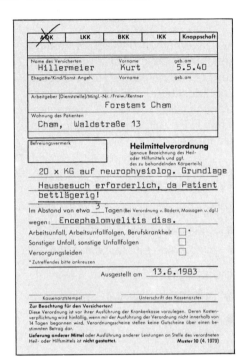

Indikationen

- Anschlußheilbehandlung nach stationärem Krankenhausaufenthalt bei Z. n. Traumen, Frakturen, Operationen, apoplektischem Insult
- Multiple Sklerose
- Tetraplegie

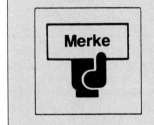

Die Verordnung muß den Vermerk „Hausbesuch erforderlich" enthalten.

Anwendungen

5.1 Wärmeanwendungen (trockene Wärme)

Gebräuchlichste Form ist die Heißluft-, Glühlampen-, Infrarot- und Wärmestrahlerapplikation.

Übertragung der Wärme erfolgt über den Weg der Wärmestrahlung auf den Körper; dadurch wird eine relativ geringe Tiefenwirkung erzielt. Senkung des Muskeltonus beruht in der Hauptsache auf einem allgemein entspannenden Effekt.

Indikationen

- Entspannende Vorbereitung bei detonisierender Massage
- Myalgie

Kontraindikationen

- Alle akut entzündlichen Prozesse
- Vorbereitung bei Bindegewebsmassagen

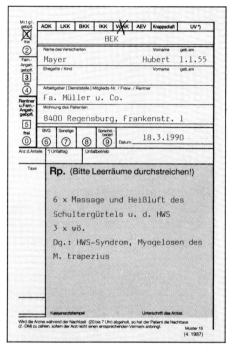

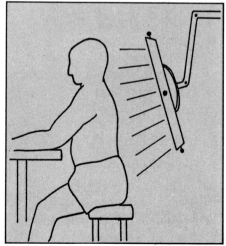

Abb. 13: Wärmeanwendung mit Großflächenstrahler

Anwendungen

5.2 Wärmepackungen (feuchte Wärme) einschließlich der erforderlichen Nachruhe

Erwärmte organische oder anorganische Substanzen werden als Packungen appliziert.

Der Patient wird zusätzlich ganz oder teilweise in Tücher eingewickelt. Packungen halten die Wärme längere Zeit und geben sie nur langsam an das Gewebe ab, dadurch Erzielung einer besseren Tiefenwirkung und einer größeren Stoffwechselreaktion.

Die Reizparameter der Wärmepackungen sind gut dosierbar und werden auch von älteren und kreislauflabilen Patienten noch gut vertragen.

Indikationen

- Hypertonus der Muskulatur
- Degenerative Gelenkerkrankungen
- Bindegewebige Kontrakturen
- Internistische und gynäkologische Erkrankungen (Wirkung über den kutiviszeralen Reflexbogen)

Kontraindikationen

- Akute Entzündungen im Behandlungsbereich
- Infektiöse Hautkrankheiten
- Fiebrige Zustände

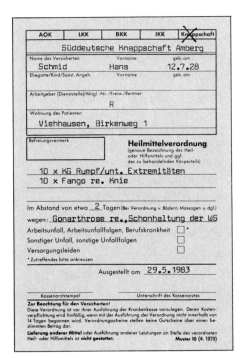

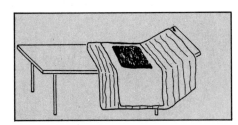

Abb. 14: Ruheliege mit Tüchern und Packung

Anwendungen

5.3 Heiße Rolle einschließlich der erforderlichen Nachruhe

Im Vergleich zu den statischen Auflagen und Packungen ist die Heiße Rolle eine bewegliche Anwendung.

3—4 Frottierhandtücher werden längsgefaltet und aufeinandergerollt. Ca. 1 l kochendheißes Wasser wird an der Faltseite in die Rolle gegossen und durch Drücken darin verteilt.

Die Rolle wird unter mäßigem Druck über die zu behandelnde Körperregion gerollt. Kühlt das äußere Tuch ab, wird es abgenommen und mit dem verbleibenden weitergerollt. Durch langsames oder schnelles Rollen Dosierung des Hitzereizes.

Indikationen

- Myalgien
- Degenerative Gelenkerkrankungen
- Vorbereitung für Massagen
- Organerkrankungen (kutiviszeraler Reflexbogen)

Kontraindikationen

- Alle akuten Entzündungen
- Tumoren

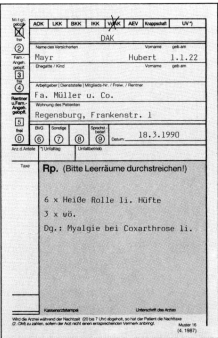

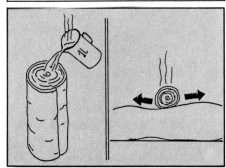

Abb. 15: Herstellung und Applikation einer Heißen Rolle

Anwendungen

5.4 Eisbehandlung – Kältetherapie

Durch die Eisbehandlung wird dem Körper partiell durch das kalte Kontaktmedium Wärme entzogen.

Die physiologischen Reaktionen sind abhängig von der Größe des behandelten Gebietes, der Applikationsdauer, der Art und der Beschaffenheit des Kälteträgers.

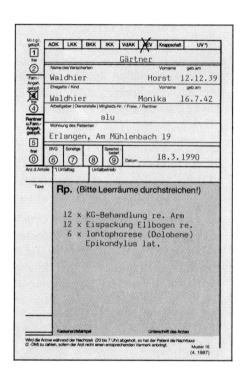

Wirkung

lokal: Tonusregulation, Analgesie, Beeinflussung der Hämodynamik, Resorptionsverbesserung.

zentral: Zentrale Thermoregulation in der Hypophyse, Beeinflussung des Vegetativums.

Gebräuchliche Techniken der Eisanwendung:

- Eisabtupf- und -abreibetechnik (Kurzzeitige Anwendung)
- Eispackungen (Gelpackungen)
- Eisbehandlung im Wasserbad (Längerzeitige Anwendung)
- Crio-Jet® (Flüssigstickstoffvernebelung)

Anwendungen

Indikationen

- Hypertonus
  und Verkürzung der
  Muskulatur
  (längere Applikationsdauer)
- Hypotonus
  der Muskulatur
  (kurze Applikationsdauer)
- Entzündliche Reizzustände
  am Bewegungsapparat,
  Weichteilschwellungen
- Kontrakturen
  (schmerzhaftes Bewegungsdefizit)
- Postoperative und
  posttraumatische Zustände
- Gelenkerguß

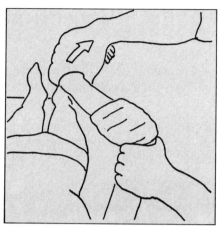

Abb. 16: Aktive Entspannnung und Dehnung der Extensorengruppe am Unterarm mit gleichzeitiger Eisapplikation bei humeroradialer Epikondylopathie

Kontraindikationen

- Arterielle
  Durchblutungsstörungen
- Gefäßspasmen
- Sensibilitätsstörungen

Anwendungen

5.5 Extensionen/Traktionen

Zur Entlastung der Wirbelsäule als Längszug in physiologischer Richtung

Zur Entlastung, Schmerzlinderung und Mobilisation an Extremitätengelenken

Technische Möglichkeiten

- GLISSONschlinge
  (Zug am Hals)

- PERLsches Gerät
  (Zug am Becken)

- Intermittierender Zug

- Schiefe Ebene

- Spezielle Extensionstische

- Manuelle Traktion

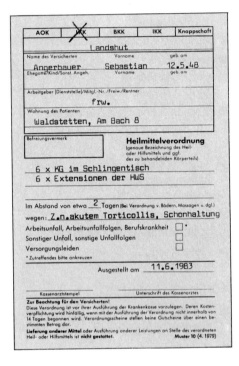

Anwendungen

Indikationen

- WS-Syndrome mit starken Verspannungen ohne neurologische Symptomatik
- Schmerzbedingte Bewegungseinschränkung
- Arthrogene Kontrakturen
- Pseudoradikuläre Symptomatik
- Radikuläre Symptomatik bei Ausschluß maligner raumfordernder Prozesse

Kontraindikationen

- Zentralneurologische Symptomatik
- Schwindel (vasogen)
- Schmerz bei leichtem Zug

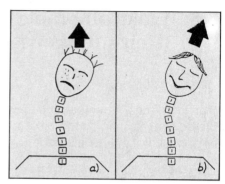

Abb. 17a: Extension in unphysiologischer Richtung

Abb. 17b: Extension in physiologischer Richtung
(in diesem Fall Schonhaltung der HWS)

Anwendungen

5.6 Elektrotherapie* (Reizstromanwendungen)

Diadynamischer Strom (Sonderform Stereodynamischer Strom) und Interferenzstrom, Ultrareizstrom.

Lokale Wirkungen

Analgesie, Resorptionssteigerung und Hyperämie sowie deren Sekundärreaktionen. Ursachen dieser Reaktionen sind elektrolytische Prozesse im behandelten Gewebe.

Weitere Möglichkeiten der Elektrotherapie

Extrakorporale Gleichstromtherapie und Variationen des Gleichstromes.

Verschiedene Stromformen zur Stimulation von Muskelkontraktionen (Exponential-, Schwellstrom, mittelfrequente Drehwechselströme).

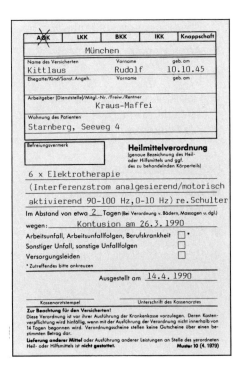

---

* Vgl. Gerd HENKE: Elektrotherapie in der Praxis — Indikationen, Anwendung und Abrechnung, Verlag Kirchheim, Mainz, 3. Auflage

Anwendungen

Indikationen

- Hypertone, schmerzhafte Zustände der Muskulatur
- Distorsionen, Kontusionen
- Durchblutungsstörungen
- Neuralgien (neurotrope Applikationstechnik)
- Pseudarthrosen
- Periphere Nervenläsionen
- Inaktivitätsatrophien

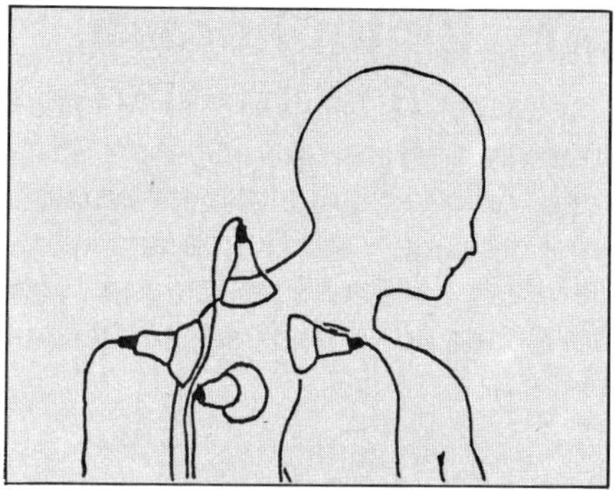

Abb. 18: Interferenzstrombehandlung mit Vakuumelektroden rechte Schulter

Kontraindikationen

- Alle nicht exakt abgeklärten, mit Verdacht auf maligne Ursache auftretende Schmerzen (hämatogene Streuung)

Anwendungen

5.7 Iontophorese

Perkutane Applikation von Medikamenten mit Hilfe galvanischen Stromes. Anionen eines salbenförmigen oder flüssigen Medikamentes wandern von der Kathode, Kationen von der Anode aus in das behandelte Gebiet ein.

Behandlungsdauer bei hochaktiven Medikamenten anfangs 3–5 Min., ansonsten 20–30 Min.

Gebräuchliche Medikamente

Novocain® 5%ig
Histacon®
Alpha Chymocutan®
Traumasalbe® 302
Dolobene®

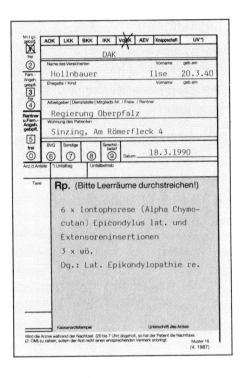

---

* Vgl. Gerd HENKE: Elektrotherapie in der Praxis – Indikationen, Anwendung und Abrechnung, Verlag Kirchheim, Mainz, 3. Auflage

Anwendungen

Indikationen

- Achillodynie
- Epikondylopathien
- Bursitiden
- Insertionstendopathien
- Kontusionen, Distorsionen
- Myalgien

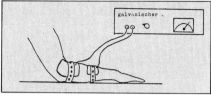

Abb. 19: Elektrodenlage bei Iontophoreseanwendung an den Ursprüngen der Extensoren am rechten Unterarm

Kontraindikationen

- Hautallergien

Anwendungen

5.8 Ultraschall*

Man nimmt an, daß Gleich- und Impulsschall im beschallten Gewebe Zellmembranschwingungen bewirken. Gewebespezifische Wirkungsweise des Ultraschalls; Verstärkung des interzellulären Stoffaustausches, dadurch Normotonisierung der Muskulatur.

Keine Wärmebildung bei Impulsschall, trotzdem Stoffwechselsteigerung (Entzündungen).

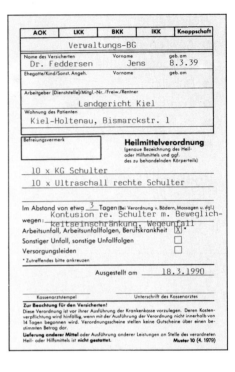

---

* Vgl. Gerd HENKE: Elektrotherapie in der Praxis – Indikationen, Anwendung und Abrechnung, Verlag Kirchheim, Mainz, 3. Auflage

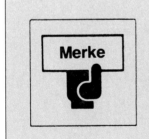

Ultraschall-Leistungen dürfen nur bei Privatversicherten und zu Lasten der Berufsgenossenschaften verordnet werden.

Anwendungen

Indikationen

- Myalgien
  (lokal und segmental)
- Neuralgien
- Dystrophische Erkrankungen
- Tendopathien (auch akut!)
- Morbus BECHTEREW
- Pseudarthrosen
- Gestörte Frakturheilung

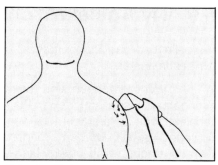

Abb. 20: *Behandler führt in kreisenden Bewegungen den Schallkopf direkt auf dem zu behandelnden Gebiet*

Kontraindikationen

- Tumoren
- Tuberkulöse Prozesse

Fortgeschrittene Arteriosklerose

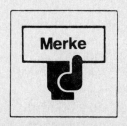

Absolut verboten ist die Beschallung von Gehirn, Herz und gravidem Uterus. Noch nicht gänzlich geklärt ist die Zulassung der Beschallung nach bestimmten Osteosynthesen.

Anwendungen

5.9 Hydroelektrische Bäder

Vierzellenbad und Stangerbad sind am bekanntesten.

An den Wannenwänden sind (beim Stangerbad insgesamt neun) Plattenelektroden angebracht, die verschieden gepolt werden können. Daraus ergeben sich unterschiedliche Durchflutungsrichtungen (auf-/absteigend und quer).

Wirkungsfaktoren

Hydrostatik, Wassertemperatur, galvanischer Strom und evtl. Badezusätze.

Indikationen

- Erkrankungen des rheumatischen Formenkreises
- Neuralgien
- Myalgien
- Leichtere Durchblutungsstörungen
- Gynäkologische Erkrankungen

Kontraindikationen

- Entzündliche Hauterkrankungen
- Herzkreislaufdekompensation (Stangerbad)
- Gefäßerkrankungen
- Tumoren

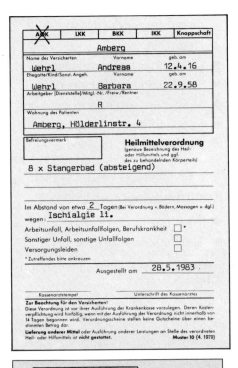

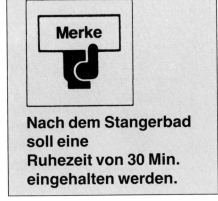

Nach dem Stangerbad soll eine Ruhezeit von 30 Min. eingehalten werden.

PRAXISHILFEN

Anwendungen

5.10 Medizinische Bäder

Voll- oder Teilbäder mit industriell gefertigten Badezusätzen (mineralisch, vegetabilisch oder gasförmig).

Wirkung bedingt durch

- Hydrostatik
- Wassertemperatur (variabel)
- Reizung des vegetativen Hautnervennetzes
- Günstige Beeinflussung der Psyche

Humorale Wirkung kann aufgrund der nachgewiesenen Resorption bestimmter Stoffe angenommen werden.

Die Wahl aus der Vielzahl der angebotenen Zusätze wird bestimmt durch die Indikation (Tab. 2, Seite 52 f.).

Kontraindikationen und Dosierungsparameter sind dem jeweiligen Begleitzettel zu entnehmen.

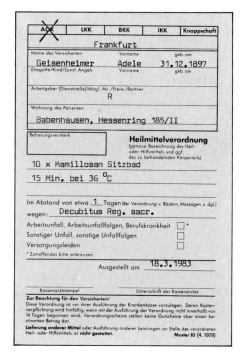

PRAXISHILFEN 51

Anwendungen

Tab. 2: Medizinische Bäder und deren Hauptindikationen

I. Gashaltige Bäder

Kohlensäurebad (CO_2)	Hypertonie, Arteriosklerose
Sauerstoffbad	Vegetative Dystonie, Schlafstörungen, periphere Durchblutungsstörung
Sprudelbad	Geistig-körperliche Überlastung
Schaumbad	Adipositas, vegetative Dystonie

II. Mineralische Bäder

Solebad	Rheumatische Erkrankungen, vegetativ-gynäkologische Erkrankungen
Schwefelbad	Rheumatische Erkrankungen, Neuralgien, Furunkulose, Akne, Seborrhoe, hyperkeratotische und entzündliche Dermatosen
Stahlbad (Ferro-Ionen)	Leichte Anämien, Infektneigung
Jodbad	(Indikationen heute umstritten): Arteriosklerose, rheum. Erkrankungen, jodmangelbedingte Schilddrüsenerkrankungen

III. Moorbäder

Moorbreibad, Moorschwebestoffbad, Moorlaugenbad, Moorextraktbad	Rheumatische Erkrankungen, Neuralgien, Lumbago, leichte Durchblutungsstörungen, gynäkologische Erkrankungen, Dermatosen, Pruritus

IV. Extraktbäder

Arnika	Stumpfe Traumen, Hämatome
Baldrian	Schlafstörungen, Hyperthyreose, vegetative Dystonie

Anwendungen

Eichenrinde	Pruritus, chron. Ekzeme, Hämorrhoiden, Ulcus cruris, Schweißfüße
Fichtennadel	Schlafstörungen, nervöse Erschöpfungszustände, klimakterische Beschwerden
Haferstroh	Bindegewebsschwäche, seborrhoische Ekzeme
Heublume	Rheumatische Erkrankungen, Neuritiden, Ischias, Lumbago
Kalmus	Durchblutungsstörungen, Prostatopathie, Ekzeme der Genito-Analregion
Kamille	Ekzeme, Panaritien, Dekubitus
Kastanie	Rheumatische Erkrankungen, Neuralgien, Pruritus, periphere Durchblutungsstörungen
Lavendel	Neurovegetative und klimakterische Regulationsstörungen
Lothannin	Rheumatische Erkrankungen, Hämorrhoiden, Ulcus cruris, Schweißfüße
Rosmarin	Periphere Durchblutungsstörungen, posttraumatisch (Distorsionen)
Salbei	Ekzeme, Ulcus cruris, Dekubitus
Senf	Periphere Durchblutungsstörungen, Neuritiden, Pneumonie, Pleuritis
Thymian	Wundreinigung, Bronchitis
Teer	Ekzeme, Psoriasis, Akne, Pruritis, Lichen simplex, Urtikaria
Weizenkleie	Ekzeme, Pruritus, Dekubitus, Allergien
Zinnkraut	Allgemeine Bindegewebsschwäche, Pyodermie, Blasenkatarrh, Dekubitus, schlecht heilende Wunden

Anwendungen

5.11 Inhalationen

Anregung des Selbstreinigungsmechanismus, Hyperämisierung der Bronchialschleimhaut, Förderung oder Hemmung der Sekretion in Abhängigkeit des Medikamentes.

Zwei Arten der Inhalationen:

- Feuchtinhalation
  (z. B. Kamillendampf
  – Obere Luftwege)
- Trockeninhalation
  (z. B. Spray, Aerosol und Ultraaerosol
  – Untere Luftwege)

Indikationen

- Asthma bronchiale
- Bronchitis
  (akut und chronisch)
- Emphysem
- Bronchiektasen
- Lungenmykosen
- Pneumonie

Kontraindikationen

- Allergische Reaktionen auf bestimmte Medikamente

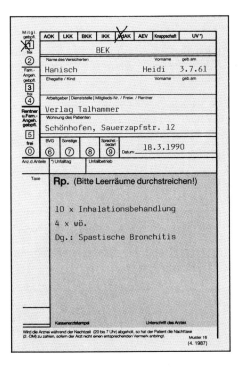

Anwendungen

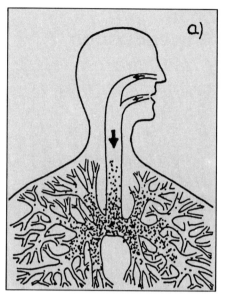

Abb. 21a: Feuchtinhalation zur Behandlung der oberen Luftwege

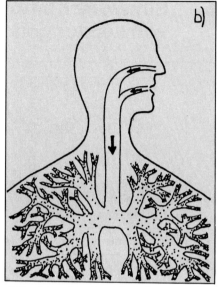

Abb 21b: Trockeninhalation zur Behandlung der Bronchien, Bronchiolen und Alveolen

Kombinationen

6 Sinnvolle Kombinationen von Leistungen und Anwendungen

	Eispackung	Wärmeanwendung	Wärmepackung	Heiße Rolle	Extension/Traktion	Elektrotherapie	Iontophorese	Ultraschall	Hydroelektr. Bad	Medizin. Bad	Inhalation
KG mit Massage	●	●	●	●	●	●	●	●	●		
KG als Atemther.		●	●	●							●
KG neuro-Kind											
KG neuroph Gr.	●				●	●		●			
KG im Bewegungsbad			●		●	●	●	●			
KG im Schlingentisch	●	●	●	●	●	●	●				
Massage	●	●	●	●	●	●	●				
Man. Lymphdrain.	●										
Refl. Mass. BGM				●					●		
Spez. Massage Cyriax	●		●	●	●	●	●	●			
UWDM				●							
Bewegungsübung	●	●	●	●	●	●	●	●			

Tab. 3: Kombinationsmöglichkeiten von Leistungen und Anwendungen

7 Neue Richtlinien über die Verordnung von Heil- und Hilfsmitteln

Die neuen „Richtlinien des Bundesausschusses der Ärzte und Krankenkassen über die Verordnung von Heil- und Hilfsmitteln in der kassenärztlichen Versorgung" vom 26. Februar 1982 (rechtskräftig nach Veröffentlichung im Bundesanzeiger 14. Juli 1982) treffen erstmalig eine umfassende Regelung auf diesem Gebiet. Als Heilmittel gelten u. a. Maßnahmen zur physikalischen Therapie.

Verordnungsgrundsätze

„Bei Maßnahmen der physikalischen Therapie soll die jeweilige Verordnung nicht mehr als *6 Einzelbehandlungen erfassen.* Die Verordnung *längerer Behandlungsserien bedarf der besonderen Begründung, soweit sich die Notwendigkeit nicht aus der Diagnose selbst ergibt.* Die Unterbrechung einer Behandlungsserie von mehr als 10 Tagen verlangt grundsätzlich eine Neuverordnung; das gleiche gilt, wenn die Behandlung nicht innerhalb von 14 Tagen nach der Ausstellung aufgenommen wurde.. Der Kassenarzt muß sich vor einer Wiederholung der Verordnung von der therapeutischen Wirkung des verordneten Heilmittels überzeugen, wenn erforderlich, auch während einer laufenden Serie." Bei nachgewiesener unwirtschaftlicher Verordnungsweise Regreßforderungen seitens der Kasse.

Wirtschaftlichkeit kann jedoch nicht in der Summation billiger, sondern nur effektiver Verordnungen bestehen (siehe unsere Musterrezepturen).

Inhalt der Verordnung

„Die Verwendung von Stempeln ist nicht zulässig ... Bei der Verordnung von Maßnahmen der physikalischen Therapie hat der Kassenarzt unter Nennung der Diagnose und des Datums insbesondere anzugeben:

- *Genaue Bezeichnung*
- *Anzahl und Zeitabschnitt der Anwendung, ggf. Dosierung, Gruppenbehandlung, Behandlung in der Wohnung des Patienten*
- *Dauer der Behandlung*
- *Anwendungsbereich (Körperteile)"*

KV-Richtlinien

7.1 Ausschluß von der Verordnung

Folgende Maßnahmen der physikalischen Therapie dürfen zu Lasten der Krankenkassen nicht verordnet werden, da sie keine Heilmittel sind oder ihre Verordnung § 368 e RVO widerspricht:

- Sauna, römisch-irische und russisch-römische Bäder
- Massage des ganzen Körpers (Ganz- bzw. Vollmassagen)
- Schwimmen und Baden, auch in Thermal- und Warmwasserbädern
- Teil- und Wannenbäder ohne nachgewiesene therapeutische Wirksamkeit
- Maßnahmen, die der Veränderung der Körperform (z. B. Bodybuilding) oder dem Fitness-Training dienen
- Maßnahmen, die ausschließlich der Anreizung, Verstärkung und Befriedigung des Sexualtriebes dienen sollen
- Reiten (Hippotherapie)
- Musik- und Tanztherapie

7.2 Rezeptgebühren

Nach § 32 Abs. 2 Satz 1 SGB V müssen Versicherte, die das 18. Lebensjahr vollendet haben, zu den Kosten der Heilmittel eine Zuzahlung von 10 % an die abgebende Stelle leisten. Der Versicherte erhält über die Höhe der geleisteten Zuzahlung eine Quittung.

In § 62 SGB V wird im Rahmen der sog. „Überforderungsklausel" eine teilweise Befreiung von der Zuzahlung geregelt. Danach werden Eigenanteile bei Fahrtkosten sowie Zuzahlungen zu Arznei-, Verband- und Heilmitteln zurückerstattet, wenn diese zusammen 2 % bzw. 4 % der jährlichen Bruttoeinnahmen aller in einem gemeinsamen Haushalt Lebenden übersteigen. Das Bruttoeinkommen wurde dabei bis zu 54 900,– DM und darüber festgelegt.

GRG-Bestimmungen

Ohne Einkommensprüfung sind Versicherte ab dem 1. 1. 1989 zu befreien, die

- Hilfe zum Lebensunterhalt nach dem Bundessozialhilfegesetz (BSHG),
- Leistungen im Rahmen der Kriegsopferfürsorge nach dem Bundesversorgungsgesetz (BVG),
- Arbeitslosenhilfe nach dem Arbeitsförderungsgesetz (AFG),
- Leistungen nach dem Bundesausbildungsförderungsgesetz (BAföG),
- Leistungen im Rahmen der Anordnung der Bundesanstalt für Arbeit über die individuelle Förderung der beruflichen Ausbildung oder über die Arbeits- und Berufsförderung Behinderter

erhalten, sowie Versicherte, deren Kosten für die Unterbringung in einem Altenheim, Pflegeheim oder einer ähnlichen Einrichtung von einem Träger der Sozialhilfe oder der Kriegsopferfürsorge ganz oder teilweise getragen werden.

Im übrigen sind Versicherte zu befreien, deren Bruttoeinnahmen zum Lebensunterhalt einschließlich der Bruttoeinnahmen zum Lebensunterhalt aller im gemeinsamen Haushalt lebender Angehöriger bei einer Bezugsgröße in Höhe von 3 150,– DM monatlich (1989) folgende Beträge nicht übersteigen (Tab. 4):

Allein-stehende	2 Personen	3 Personen	4 Personen	jede weitere Person zusätzlich
1 260,–	1 740,–	2 050,–	2 370,–	315,–

Tab. 4: Befreiungsgrenzen von der Rezeptgebühr in Abhängigkeit vom Einkommen

GRG-Bestimmungen

Maßgebend ist das Bruttoeinkommen des Kalenderjahres, für das die vollständige Befreiung von der Zuzahlung beantragt wird. Eine Erklärung vom Versicherten über das voraussichtliche Bruttoeinkommen des laufenden Jahres reicht aus.

Sofern die Voraussetzungen für eine vollständige Befreiung vorliegen, sind irrtümlich vom Mitglied getragene Fahrkosten bzw. Zuzahlungen bei den Arznei-, Verband- und Heilmitteln zu erstatten, und zwar von dem Zeitpunkt an, an dem die Voraussetzungen hierfür erfüllt sind.

Im Gegensatz zu früheren Richtlinien über die Verordnung von Heilmitteln sehen die neuen Richtlinien vom 26. 2. 1982 die Verordnung von Hippo- oder Tanztherapie nicht mehr vor.

8 Physikalische Therapie, die der Arzt selbst erbringt

Maßnahmen der physikalischen Therapie (z. B. Massagen oder Krankengymnastik), die der Arzt als persönlich erbrachte Leistungen abrechnet, fallen nicht unter die „Richtlinien", da sie nach der Definition keine Heilmittel, sondern ärztliche Leistungen sind. Sofern diese Leistungen von den Mitarbeitern des Arztes erbracht werden, sind sie nur dann als persönlich erbrachte Leistungen zu betrachten, wenn der Arzt von seiner Aus- und Weiterbildung her in der Lage wäre, die Leistungen selbst zu erbringen[1)][2)] Dabei müssen seine Mitarbeiter für diese Leistung so qualifiziert sein, daß sich die Mitwirkung des Arztes auf eine entsprechende Anleitung und Überwachung beschränken kann.

Auch wenn die ärztlichen Leistungen selbst nicht von den „Richtlinien" erfaßt werden, so können sie unter dem Aspekt der Wirtschaftlichkeit nicht anders zu bewerten sein, als dieselben bei derselben Indikation als Heilmittel verordneten Maßnahmen. Der Arzt wird also schon deshalb bei der ärztlichen Behandlung die Grundsätze dieser Richtlinien beachten müssen)*.

[1)] Hinsichtlich der Abrechnung dieser Leistungen vgl. Gerd WEBER: Leistung und Gebühren — Der Abrechnungskatalog für den Hausarzt, 7. Auflage, Verlag Kirchheim, Mainz 1990.

[2)] Vgl. BRÜGGEMANN, E., MADER, F. H.: Abrechnungstechnik in Bildern — Das Kursbuch für den Kassenarzt und seine Mitarbeiterin BMÄ '87 und E-GO, 3. Auflage, Springer Verlag, Berlin–Heidelberg–New York–London –Paris–Tokyo 1990.

---

*) K.-H. MATZ: Neue Richtlinien über die Verordnung von Heilmitteln und Hilfsmitteln, Deutsches Ärzteblatt, 31/1982

9 Formblatt für Kommunikation zwischen Arzt und Therapeuten

Diagnose und Behandlungsplan des überweisenden Arztes stellen für Krankengymnast, Masseur und Medizinischen Bademeister die Grundlage für ihre Behandlung dar. Der Arzt wiederum kann oft auf das kritische Urteil und den erfahrenen Rat dieser Heil-Hilfsberufe nicht verzichten. Ein telefonisches Kurzschließen zwischen Arzt und Behandler über Schwere und Besonderheit des Krankheitsbildes beim Patienten, dem Behandlungsfortschritt oder eine mögliche Non-Compliance genügen oft für beide Seiten, um eine effektive und rasch zum Erfolg führende Behandlungsweise sicherzustellen oder unnötige Kosten zu vermeiden.

In einigen Praxen für Krankengymnastik oder Massage haben sich besondere Formblätter als Kurzbriefe in der Kommunikation zwischen Arzt und Therapeuten bewährt, auf denen nach Abschluß der Therapie der Behandlungserfolg dokumentiert wird (Abb. 22). Einen solchen Dokumentationsbogen wird der Hausarzt sicherlich mit Gewinn zu seinen Patientenunterlagen nehmen.

Abb. 22: Standardisierter Kurzbrief des behandelnden Therapeuten an den überweisenden Arzt als Dokumentation über den Behandlungsverlauf ▶

Krankengymnastik · Manuelle Therapie · Massage
Peter Maier · Krankengymnast

Peter Maier · Waldstraße 16 · D-6500 Mainz

Peter Maier
Waldstraße 16
D-6500 Mainz
Telefon (0 61 36) 6 79 81 45

Mainz, den

Sehr geehrter Herr/Frau Dr. med.

Besten Dank für die Überweisung Ihres Patienten
Herrn/Frau/Kind

Diagnose: _____
_____

Verordnung:

_____	Krankengymnastische Behandlung	_____	Elektrotherapie
_____	Krankengymnastische Behandlung auf neurophysiologischer Grundlage	_____	Kryotherapie
_____	Manuelle Therapie	_____	Wärmepackung/-anwendung
_____	Massage	_____	Bäder
_____	Extension/Traktion	_____	Sonstiges

Die Behandlung wurde _____ mal, von _____ bis _____ durchgeführt.

Es wurde folgendes Ergebnis erzielt:
Beschwerdefreiheit, geringe Restbeschwerden, Linderung der Beschwerden, keine Besserung, Verschlimmerung
_____

Behandlungsverlauf:
Innerhalb der von Ihnen verordneten Behandlung wurden folgende Behandlungsverfahren angewandt:

Krankengymnastik allgemein und speziell:
Stabilisation
Muskelkräftigung (isometrisch, dynamisch)
Haltungsschulung
Gangschulung
Mobilisation
Manuelle Therapie
Kapseldehnung
Muskeldehnung

Traktion
Schlingentischbehandlung
Hockergymnastik
Pezziballgymnastik
Mattentraining
Atemtherapie
Skoliosebehandlung
Besonderes

Krankengymnastik auf neurophysiologischer Grundlage:
Gleichgewichtsschulung
Koordinationsschulung
Bewegungsschulung im Schlingentisch
Komplexbewegungen/PNF nach Knott
Dissoziationsübungen nach Brunkow
Motor. Entwicklungsbahnung nach Bobath o. Vojta

Massagen:
Klassische Massage
Bindegewebsmassage
Friktionsmassage
Periostmassage
Unterwassermassage

Bäder:
Bewegungsbad
Hydroelektrische Bäder
Medizinische Bäder

Physikalische Therapie:
Wärmepackungen/-anwendungen
Kryotherapie
Elektrotherapie

Besondere Bemerkungen: _____
_____
_____
_____

Empfehlung:
Weitere Behandlung mit:
Reizerholungspause
Sportliche Betätigung in Form von
Mit freundlichen Grüßen

Literatur

BOBATH, B.: Die Hemiplegie Erwachsener, Georg Thieme Verlag, Stuttgart 1973.

BOLD, R. M.: Stemmführung nach Brunkow, Ferdinand Enke Verlag, Stuttgart 1978.

DICKE, E., SCHLIAK, H., WOLFF, A.: Bindegewebsmassage, Hippokratesverlag, 9. Auflage, Stuttgart 1976.

EVJENT, O., HAMBERG, J.: Muskeldehnung. Warum und Wie? Teil I und II, Remed Verlag, Zug/Schweiz 1981.

FÖLDI, M.: Erkrankungen des Lymphsystems, Verlag Gerhard Witzstrock, 2. Auflage, Baden-Baden/Brüssel 1971.

GILLERT, O.: Niederfrequente Reizströme, Richard Pflaum Verlag, 8. Auflage, München.

GILLERT, O.: Kleines ABC der physikalischen Therapie, Richard Pflaum Verlag, München.

GUSTAVSEN, R.: Trainingstherapie im Rahmen der Manuellen Medizin, Georg Thieme Verlag, Stuttgart–New York 1984.

HAMANN, A.: Massage in Wort und Bild, Gustav Fischer Verlag, 2. Auflage, Stuttgart–New York 1976.

HARDT, H.: Was Sie über die Verordnung von Heil- und Hilfsmitteln wissen sollten, DER ALLGEMEINARZT 1/1983 (Praxisalltag, S. 59–61).

HECHT, L.: Orthopädie, Rheumatologie, Unfallchirurgie, Perimed Verlagsgesellschaft, Erlangen 1980.

HENKE, G.: Elektrotherapie in der Praxis. Indikation, Anwendung und Abrechnung, Verlag Kirchheim, Mainz 1983.

HENNING, K., ZIPPEL, D.: Verordnung von krankengymnastischen Behandlungsmaßnahmen, ZfA 56/1980, S. 2272–2275.

HOPPENFELD, St.: Klinische Untersuchung der Wirbelsäule und der Extremitäten, Gustav Fischer Verlag, Stuttgart–New York 1982.

KNAUTH, K., REINDERS, B., HUHN, R.: Physiotherapeutisches Rezeptierbuch, Dr. Dietrich Steinkopff Verlag, 2. Auflage, Darmstadt 1979.

KNOTT, M., VOSS, D. E.: Komplexbewegungen, Gustav Fischer Verlag, 2. Auflage, Stuttgart–New York 1970.

KOHLRAUSCH, A., WIDMER, K., RULFFS, W., ROMPE, G.: Indikations- und Verordnungsweise für die Physikalische Therapie, Deutscher Ärzte Verlag, Köln 1983.

KUPRIAN, W.: Sportphysiotherapie, Gustav Fischer Verlag, Stuttgart–New York 1981.

LEWIT, K.: Manuelle Medizin, Johann Ambrosius Barth, 2. Auflage, Leipzig 1977.

LIST, M.: Eisbehandlung in der Krankengymnastik, Zentralverband Krankengymnastik e. V., 1978.

OW, D., VAN HÜNI, G.: Muskuläre Rehabilitation, Perimed Fachbuch Verlagsgesellschaft mbH, Erlangen 1987.

RULFFS, W.: Sinn und Unsinn in der Verordnung von Massagen, DER ALLGEMEINARZT 2/1983 (Praxisalltag S. 192–196).

VOJTA, V.: Die cerebralen Bewegungsstörungen im Säuglingsalter, Ferdinand Enke Verlag, 2. Auflage, Stuttgart 1981.

Sachregister

A

Ablatio mammae	31
Achillodynie	47
Adipositas	52
ADL	20
Allergie	47, 53, 54
Akne	52
Akupressur	32
Amputation	26
Anämie	54
Analgesie	40, 44
Anschlußheilbehandlung	36
Anzahl (der verordn. Behandlungen)	7
Apoplexie	10, 19, 36
Arbeitsunfall, -folgen	7, 24
Arnika	52
Arteriosklerose	34, 49, 50, 52
Artikulär	20, 21
Ataxie	17, 19
Atemtherapie	14, 27
Athetose	17, 19
Atrophie	13, 19, 25, 44
Asthma bronchiale	14, 32, 54

B

Badezusätze	50, 51, 52, 53
Bäder, Teil- und Voll-	8, 9, 50
– gashaltige	9, 52
– hydroelektrische	3, 9, 50, 56
– medizinische	3, 9, 50, 56
– mineralische	52
– Extrakt	52
Baldrian	52
BECHTEREW, Morbus	14, 49
Beckenstatik	13
Behandlungsfrequenz	7
Belastungsdyspnoe	14
Berufskrankheit	7
Bewegungsapparat	13, 17, 23, 27, 32
– bad	3, 8, 22, 24
– folgen (aktiv)	12
– mangel	21, 35
– störung zentral	16
– übungen	3, 7, 8, 35, 56
Bindegewebsmassage	3, 8, 32, 37, 56
– schwäche	53
Blockierung	21
BOBATH	18
Brochialerkrankungen	14, 54
Bronchitis	53, 54
Brochiektasen	54
BRUNKOW	18
BRUNNSTROEM	18
Bursitiden	47

C

Chirotherapie	20
Coxarthrose	12, 28, 39
Cyriax	32

D

Dekubitus	51, 53
Deep friction	32
Degenerative Erkrankungen	13, 21, 23, 25, 34, 38, 39
Diadynamischer Strom	44

PRAXISHILFEN

Sachregister

Distorsion	45, 47, 53
Durchblutungsstörungen	17, 33, 45, 50, 52
Dysfunktionen, körperliche	12
Dysmelie	17
Dystonie der Muskulatur	13, 17, 19, 29
Dystrophische Erkrankung	17, 49

E

Eichenrinde	53
Eisanwendung	3, 8, 40, 56
Ekzem	53
Elektrotherapie	3, 9, 44, 56
Endoprothesen	13, 23, 25, 29
Encephalomyelitis diss.	36
Entspannung (aktiv)	13, 27, 37, 41
Entzündung, akut	13, 21, 29, 31, 35, 37, 38, 39, 48
Embolie	29
Emphysem	3
Epikondylopathie	41, 47
Exponentialstrom	44
Extension	3, 9, 24, 42, 56
Extremitätengelenke	20

F

Fangopackung	12, 28, 38
Fehlstereotypie	19
Feuchtinhalation	55
Fichtennadel	53
Frakturen	3, 22, 29, 36, 49
Frühkindlich	16
Furunkulose	52
Fußreflexzonenmassage	32

G

Galvanischer Strom	46, 50
Gangschulung	26
Ganzmassage	3, 8, 30, 58
Gebührensätze	8, 9
Geburtsvorbereitung	3, 8, 27
Gefäßerkrankungen	
– spasmen	41
Gehstützen	26
Gelenkentlastung	20, 23, 24
– erguß	41
– erkrankung	23, 33
– kapsel	20, 21, 32
– mobilisation	20
– operation	29
– traktion	20
Gleichgewicht	18, 20
GLISSON	42
Glühlampen	37
Gonarthrose	38
Großmassage	3, 8, 28
Gynäkologische Erkrankungen	38, 50, 52

H

Hämatom	52
Hämodynamik	13, 28, 34
Hämorrhoiden	53
Haferstroh	53
Haltung	13
– insuffizienz	20
Harnwegsinfekt	23

Sachregister

Hausbesuch	3, 8, 36
Hauterkrankung	23, 33, 34, 38, 47, 50
Heimprogramm	20
Heiße Rolle	3, 8, 39, 56
Heißluft	11, 37, 58
Heil- und Hilfsmittel (Richtlinien)	5, 26, 30, 57, 58
Hemiparese	10, 18
Herzkreislaufdekompensation	13, 23, 30, 34, 35, 50
– insuffizienz	13, 22, 24
Heublume	53
Hippotherapie	58
Hirnschäden	19
Hüftgelenk	13, 28
Hydrostatischer Druck	24, 34, 50, 51
Hyperämie	16, 44, 54
Hypermobilität	21
Hypertonie	52
Hypertonus	40, 41, 45
Hyperthyreose	52
Hypotonus	41
Hypomobilität	21, 35
HWS	42

I

Inaktivitätsatrophie	19
Infektion	29, 33
Infrarot	37
Inhalation	3, 9, 54, 56
Insertionstendopathie	16, 41, 55
Interferenz	9, 44

Intermittierende Traktion	42
Iontophorese	3, 9, 46, 56
Ischialgie	50, 53

J

Jodbad	52

K

Kalmus	53
Kamille	53
Kastanie	53
Klimakterische Beschwerden	53
Klumpfuß	17
Kniegelenk	25
Kohlensäurebad	52
Kontrakturen	13, 21, 23, 38, 41, 43
Kontusion	45, 47
Koordination	18, 20
– schulung	20
Krankengymnastische Behandlung	
– mit erforderlicher Massage	3, 7, 8, 12, 38, 48, 56, 61
– als Atemtherapie	3, 14, 56
– auf neurophysiologischer Grundlage	3, 8, 10, 18, 36, 56
– im Bewegungsbad	3, 8, 22, 56
– im Schlingentisch	3, 24, 42, 56
– als Prothesengebrauchsschulung	3, 26
– zur Geburtsvorbereitung	3, 8, 27
Kreislauflabilität	35, 38

PRAXISHILFEN

Sachregister

Kryotherapie	40
Kutivisceraler Reflex	32, 38, 39

L

Lavendel	53
Ligamente	32
Lippenbremse	15
Lothannin	53
Lumbalgie, Lumbago	34, 37, 52
Lungenmykosen	54
Lymphdrainage Manuelle	3, 8, 31, 56
– ödem	31
– dynamik	13, 28, 31, 34
LWS	12, 28

M

Manuelle Therapie	3, 8, 20, 56
Massage	3, 8, 11, 12, 14, 28, 37, 39, 56
Meningismus	17
Meniskusläsion	24
Meridiantherapie	32
Mobilisation	12, 20, 24, 42
Moorbäder	52
Multiple Sklerose	19, 36
Muskulatur – Muskel	32
– athropie	17, 19
– dehnung	13, 20, 27, 41
– funktionsstörung	20
– kräftigung	12, 20, 26, 27, 29, 35
– schwäche allgemein	35
– stimulation	20
– verkürzung	41
Myalgie	34, 45, 49, 50, 52, 53
Myogelose	29, 34

N

Narben	31
Nervenläsion, peripher	19, 45
– system	19, 43
Neuralgie, Neuritiden	34, 45, 49, 50, 52, 53
Neurochirurg. Eingriff	19
Neurologische Ausfälle	29, 31
Neuromuskulär	20
Normotonus	18, 40, 48

O

Ödem	31
Operation (prä- und postoperativ)	13, 14, 41, 19, 23, 25, 29, 36
Organische Erkrankung	33, 39

P

Packegriff	15
Panaritien	53
Paraplegie	26
Paresen	19, 25
– zentral	17, 19
PERLsche Extension	38, 42
Periartikulär	21
PETO	18
PHS	48
Posttraumatisch	21
Postthrombotisches Syndrom	14, 31
PNF (propriozeptive neuromusk. Fazilitation)	18

Sachregister

Pneumonie	54
Prostatitis	53
Pruritis	52, 55
Pseudarthrose	45, 49
Pseudoradikulär	21, 43
Psoriasis	53
Psyche	51
Pyodermie	53

Q
Quermassage	32

R
Radikulär	43
Reflexzonenmassage	3, 8, 32, 56
Rehabilitation	13, 21, 26, 36
Reizstrom	19, 44
Reizzustände	41
Resorption	40, 44, 51
Rezeptgebühr – Eigenbeteiligung	3, 58
Rheumatischer Formenkreis	13, 21, 29, 50, 52
Rollstuhl	26
ROOD	18
Rosmarin	53

S
Salbei	53
Sauerstoffbad	52
Sauna	58
Schaumbad	52
Schiefe Ebene	42
Schiefhals	17
Schilddrüsenerkrankungen	52
Schlafstörungen	52, 53
Schleudertrauma	29, 31
Schmerzlinderung	21, 42
Schonhaltung	12, 38, 43
Schwangerschaft	27
Schwefelbad	52
Schweißfüße	52
Schwellstrom	44
Schwellungen	41
Schwimmen	58
Schwindel	21, 43
Seborrhöe	52
Segmenttherapie	32
Sehnengewebe	32
Sekretion	54
Senf	53
Sensibilitätsstörungen	41
Sensorisch	16
Sichelfuß	17
Solebad	52
Spastizität, Spastik	10, 17, 19, 29
Spina bifida	17
Sportverletzungen	21
Sprudelbad	52
Stabilisation	12, 26
Stahlbad	52
Stangerbad	9, 50
Stoffwechsel	28, 38, 48

Sachregister

Strukturanalyse	32
SUDECKsche Dystrophie	11
Supraspinatussyndrom	48

T
Tanztherapie	58
Teer	53
Teilbelastung	22
Tetraplegie	36
Thermalbad	22
Thrombophlebitis	29
Thymian	52
Tiefenwirkung	37, 38
Tonusregulation	13, 29, 34, 37, 40
Torticollis	42
Totraumvergrößerung	14
Traktion	9, 20, 24, 42
Translatorische Gelenkmobilisation	20
Traumen	13, 41, 23, 25, 31, 36
Trockeninhalation	55
Tuberkulöse Prozesse	49
Tumoren	13, 29, 31, 33, 39, 49, 50

U
Übungsanleitung	12
Übungsinstabilität	13, 30, 35
Ulcus cruris	53
Ultraschall	3, 9, 48, 56
Unfall, -folgen	7, 22
– verletzung	21
Unterwasserdruckstrahlmassage (UWDM)	3, 8, 34, 56
Urtikaria	53

V
Vasogen	43
Vegetative Dystonie	30, 52
Verletzungen	53
Versorgungsleiden	7, 26
Vertebragen	21
Vierzellenbad	50
VOJTA	18

W
Wärmeanwendung	3, 8, 37, 56
– packung	3, 8, 38, 56
– strahler	37
Wechselstrom (mittelfrequent)	44
Weizenkleie	53
Wirbelsäule	20, 21, 29, 33, 35, 42

Z
Zentralneurologisch	43
Zinnkraut	53
ZNS	19